DE

L'ÉPANCHEMENT DU GENOU

DANS

LES FRACTURES DE LA JAMBE

PAR

Emile BIEULAC,

Docteur en médecine de la Faculté de Paris,

PARIS

A. PARENT, IMPRIMEUR DE LA FACULTÉ DE MEDECINE

31, RUE MONSIEUR-LE-PRINCE, 31

1879

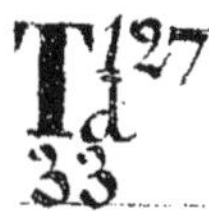

DE

L'ÉPANCHEMENT DU GENOU

DANS

LES FRACTURES DE LA JAMBE

PAR

Emile BIEULAC,

Docteur en médecine de la Faculté de Paris,

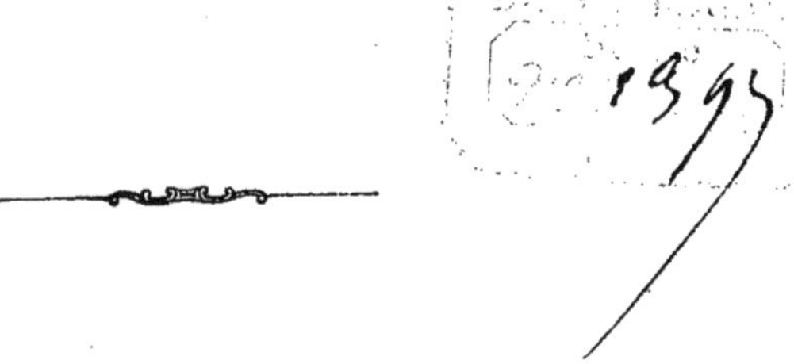

PARIS

A. PARENT, IMPRIMEUR DE LA FACULTÉ DE MEDECINE
31, RUE MONSIEUR-LE-PRINCE, 31

A MON PÈRE, A MA MÈRE

A MA SŒUR

L'ÉPANCHEMENT DU GENOU

LES FRACTURES DE JAMBE

INTRODUCTION

En 1841, Teissier (de Lyon) publiait dans la *Gazette médicale de Paris* un mémoire sur les effets de l'immobilité absolue des articulations. Le premier, il avait observé un épanchement considérable du genou chez deux malades atteints : l'un, d'une fracture de cuisse à la partie moyenne ; l'autre, d'une fracture de jambe un peu au-dessus des malléoles, et cherchant l'explication de ce fait, il hasardait deux hypothèses qui ont eu chacune leurs partisans.

Depuis le mémoire de Teissier, de nombreux travaux ont été publiés sur le même sujet. Nous voyons Malgaigne lui consacrer plusieurs passages dans son Traité des fractures et des luxations ; puis viennent le Traité clinique et pratique des fractures chez les enfants, par Coulon, élève de Marjolin (1861), la thèse de Bosia (1861), celle de Delthil (1869), une communication de Rouge (de Lausanne) à la Société vaudoise de médecine (séance du 10 décembre 1870), la thèse d'Alison, élève de Marjolin (1871), la Clinique chirurgicale de l'hôpital de la charité de M. le professeur Gosselin (1873), la remarquable thèse de M. Paul Berger (1873) qui marque une des étapes les plus importantes de la question, et remet le sujet à l'ordre du jour, le Traité des fractures de cuisse, de Hennequin (1877), et enfin, en 1878 (2 et 8 janvier et 15 mai), des discussions à la Société de chirurgie, et la thèse de M. Lafargue, inspirée par M. Lannelongue.

Mais les nombreux auteurs qui se sont occupés des épanchements articulaires, à la suite des fractures, ont semblé prendre à tâche d'envisager la question à des points de vue absolument différents ; leurs pages trahissent des préoccupations diverses et quelques-uns peut-être méritent le reproche d'avoir voulu assouplir les faits à la théorie.

Les uns ont surtout en vue le fait clinique, mais semblent concentrer toute leur attention sur les fractures de cuisse, mentionnant à peine les fractures de jambe ; les autres, tout en proclamant l'importance du fait clinique, paraissent plus préoccupés de l'explication, et cette tendance prévaut dans ces dernières années. C'est à démontrer la transsudation du sang à travers la synoviale du genou que s'attachent, avec une prédilection plus marquée, MM. Paul Berger et Gosselin, et c'est à combattre ou à démontrer cette transsudation que visent surtout des discussions récentes de la Société de chirurgie.

Avec une autorité incomparablement moindre que celle de nos devanciers, nous venons aujourd'hui apporter à un sujet si débattu le résultat de nos quelques recherches, et c'est par les épanchements du genou dans les fractures de jambe que nous désirons entrer dans la question des arthropathies consécutives aux fractures.

Démontrer que les fractures de jambe peuvent déterminer des épanchements du genou, telle est la tâche que nous nous sommes imposée sous les auspices de notre excellent maître, M. le professeur Broca, qui a bien voulu être l'inspirateur de ce travail, et à qui nous sommes heureux de témoigner ici notre respectueuse gratitude.

C'est dire que nous visons surtout à exposer un fait clinique, à montrer la fréquence de l'épanchement, les circonstances dans lesquelles il se montre, ses divers modes d'apparition, les symptômes dont il s'accompagne, la marche et les terminaisons dont il est susceptible.

Quelque restreint que puisse paraître ce programme, nous ne pouvons pas dissimuler que nous serons impuissant à le remplir tout entier, et nous laisserons bien des lacunes à combler. Nous nous estimerons cependant heureux si, signalant la fréquence d'une pareille complication des fractures de jambe, nous pouvons contribuer dans une faible mesure à attirer l'attention sur elle et à provoquer les moyens de la combattre.

Quoique nous ayons surtout en vue la démonstration clinique, les discussions de ces dernières années nous empêchent de ne pas envisager le côté théorique de la question, c'est-à-dire la pathogénie de ces épanchements articulaires. Nous tâcherons de ne le faire qu'appuyé sur des observations cliniques, mais nous ne nous fussions peut-être pas aventuré sur ce terrain difficile, si nous n'avions trouvé en M. le professeur Broca un guide aussi bienveillant qu'autorisé.

La première partie de ce travail sera consacrée aux observations. Dans les deux paragraphes de la seconde partie, nous étudierons la symptomatologie et la pathogénie des épanchements articulaires dans les fractures de jambe.

PREMIÈRE PARTIE

Observations.

Observation I (personnelle).

Fracture de jambe au tiers inférieur (Spiroïde du tibia). Epanchement constaté 12 heures après l'accident.

Chabrier (Alexandre), âgé de 27 ans, typographe, entre le 3 janvier 1879 à l'hôpital Necker, salle Saint-Pierre, lit 25 (service de M. le professeur Broca).

C'est un homme de taille moyenne, mais vigoureux, jouissant d'une bonne santé habituelle et sans aucun anté-cédent diathésique.

La veille, vers 11 heures du soir, il courait après un omnibus, lorsque son pied gauche a glissé sur le bord d'un trottoir, et aussitôt, par un brusque mouvement de torsion du corps de droite à gauche, le malade s'est trouvé vio-lemment rejeté sur le côté gauche. De là, une fracture spi-roïde du tibia gauche avec saillie du fragment supérieur taillé en bec de plume que l'on constate le len demain à la visite. Le péroné a été fracturé un peu plus haut.

Le voisinage de la fracture présente çà et là des taches brunes de la peau, au lieu et place desquelles se déve-loppent des phlyctènes les jours suivants.

L'articulation tibio-tarsienne est intacte ; en revanche l'articulation du genou qui, à première vue, ne présente rien de particulier, soit au point de vue de la forme ou de la sensibilité, est déjà, 12 *heures après l'accident*, le siége d'un épanchement peu considérable, il est vrai, mais que l'on peut constater sans grande difficulté.

La réduction de la fracture est effectuée et sur-le-champ. on applique un appareil de Scultet.

L'appareil est levé le 9 janvier. Des taches brunâtres que l'on aperçoit en divers points indiquent que les phlyctènes ont évolué sous l'appareil. Le fragment supérieur fait une légère saillie. Tout autour de la fracture existe une teinte violacée ecchymotique.

L'épanchement persiste dans l'articulation, mais beaucoup plus abondant et beaucoup plus manifeste que le premier jour. Aucune douleur dans le genou ni spontanément ni à la pression. La peau de la région n'a pas non plus changé de couleur.

On met de nouveau le membre dans l'appareil. Le 16 janvier, l'épanchement est constaté pour la troisième fois, mais en plus grande quantité : ce malade est actuellement en cours de traitement.

OBSERVATION II.

Thèse de Lafargue (résumée).

Perret (Louise), 12 ans, entre le 13 mars 1878 à l'hôpital Sainte-Eugénie (service de M. Lannelongue).

Fracture du tibia seul, au tiers inférieur, de cause indirecte.

Épanchement assez considérable dans le genou, constaté *quinze heures après l'accident*.

Douleur aux insertions du ligament latéral interne.

Appareil plâtré.

L'épanchement persiste pendant vingt-sept jours.

L'appareil est enlevé. Sous l'influence des mouvements,

le liquide se reproduit de nouveau pour disparaître au bout de quelques jours.

Nouveaux mouvements. Nouvelle apparition de l'épanchement qui se résorbe par le repos. Sortie de l'hôpital le 20 mai. Guérison complète.

OBSERVATION III.

Thèse de Lafargue (résumée).

Joubert (Gustave), 9 ans 1/2, entre, le 12 mars 1878, à l'hôpital Sainte-Eugénie (service de M. Lannelongue).

Fracture du tibia seul (jambe droite) au tiers inférieur, de cause indirecte,

Epanchement dans le genou constaté *deux jours* après l'accident. Cet épanchement, d'abord léger, augmente progressivement, reste quelque temps stationnaire, pour diminuer peu à peu.

Le 5 avril, il n'en reste plus de trace.

A ce moment, il existe des mouvements de latéralité, et l'on entend un bruit de craquement lorsqu'on imprime des mouvements à l'articulation.

Le 18. L'enfant se lève. Il existe un peu de douleur dans le mollet.

Le 22. On retrouve la fluctuation dans le genou.

Le 27. L'épanchement a disparu, quoique le malade ait continué à marcher.

Le 28. Le malade sort de l'hôpital complétement guéri.

OBSERVATION IV.

Thèse de Lafargue (résumée).

Sims (Eugène), 16 ans, entre le 16 avril 1878 à l'hôpital Sainte-Eugénie, dans le service de M. Lannelongue.

Fracture de la jambe gauche à l'union du tiers supérieur avec les deux tiers inférieurs, de cause directe.

Appareil plâtré.

L'épanchement du genou se montre *deux jours* après l'accident, augmente les jours suivants, et a disparu au 12 mai (vingt-six jours après la fracture).

L'appareil ayant été enlevé, l'épanchement réapparaît le 20 mai et persiste les jours suivants. Le malade se lève quelques instants tous les matins.

OBSERVATION V.

Thèse de Lafargue (résumée).

Billoué (Armand), 14 ans, entre, le 21 mars 1878, à l'hôpital Sainte-Eugénie, dans le service de M. Lannelongue.

Fracture de la jambe droite, à l'union du tiers moyen avec le tiers inférieur, de cause indirecte.

Appareil plâtré.

L'épanchement du genou débutant le 25 mars persiste jusqu'au 5 avril.

L'appareil est enlevé le 20 avril, l'hydarthrose réapparaît le lendemain, mais disparaît en quelques jours.

Le malade quitte l'hôpital le 6 mai, complétement guéri.

OBSERVATION VI (personnelle).

Fracture de l'extrémité inférieure du péroné avec arrachement du sommet de la malléole interne. Epanchement dans le genou, constaté quatre jours et demi après l'accident.

Rignault (Jean), âgé de 44 ans, briquetier, entre, le 12 janvier 1879, à l'hôpital Necker, salle Saint-Pierre, lit n° 25 (service de M. le professeur Broca).

Pas d'accidents morbides.

La veille, au soir, il glisse sur le trottoir et tombe sur le côté droit. Dans cette chute, il se fait une fracture à l'extrémité inférieure du péroné (côté droit), avec un arrachement du sommet de la malléole interne.

Le genou est examiné dès le jour même de l'entrée, et il est absolument intact.

Ce n'est que le 16 janvier au matin, quatre jours et demi après l'accident, que nous constatons un épanchement léger, mais très-appréciable dans l'articulation du genou qui est indolore.

Le 22. L'épanchement est de nouveau constaté, mais en plus grande abondance.

Ce malade est encore en cours de traitement.

OBSERVATION VII (personnelle).

Fracture des deux premiers métatarsiens du côté gauche. Epanchement du genou constaté cinq jours après l'accident, et ayant persisté deux mois environ. Guérison.

Mourlot (Modeste), âgé de 48 ans, charretier, entre le 28 octobre 1878 à l'hôpital Necker, salle Saint-Pierre, lit 48 (service de M. le professeur Broca).

Bonne santé habituelle, sauf une pleurésie pour laquelle il a fait, il y a trois ans, un séjour de deux mois à l'hôpital Beaujon.

Le jour même, une roue de tombereau aborde sa jambe gauche par sa face postérieure, et, glissant ensuite le long du bord interne du pied, détermine une fracture des deux premiers métatarsiens que l'on constate à la visite du lendemain.

Le membre est placé dans une gouttière métallique, et des compresses résolutives sont appliquées.

Pour la première fois, le 3 novembre, on constate un

épanchement léger, mais très-appréciable dans l'articulation du genou. Point de douleur dans l'articulation.

L'épanchement augmente dans les jours qui suivent. Il reste longtemps stationnaire, et nous le retrouvons mais beaucoup diminué dans les premiers jours de janvier 1879.

Le 13 janvier, le malade part pour Vincennes.

A ce moment, il n'a pas encore retrouvé tous les usages de son pied, mais l'épanchement a disparu, et l'articulation du genou a toute sa liberté d'action.

OBSERVATION VIII

Thèse de Lafargue (résumée).

Bertrand (Raoul), 12 ans, entre le 3 avril 1878 dans le service de M. Lannelongue.

Fracture de jambe au tiers moyen, résultant de la chute d'une porte sur la jambe gauche, contusion violente des parties molles au niveau de la fracture.

Appareil plâtré.

L'épanchement débute le cinquième jour du traumatisme. Il augmente pendant trois jours et a disparu trente-deux jours après l'accident.

On enlève l'appareil le 15 mai, et, dès le 17, l'hydarthrose réapparaît pour disparaître le 25.

OBSERVATION IX.

Thèse de Lafargue (résumée).

Mercier (Gaston), 9 ans, entre le 13 mars 1878 dans le service de M. Lannelongue.

Fracture de la jambe gauche à la partie moyenne, résultant de la chute sur la jambe d'un sac très-lourd.

Appareil plâtré.

L'épanchement du genou débute six jours après le traumatisme. Il augmente pendant quelques jours pour disparaître en entier dès le 3 avril.

L'appareil est enlevé le 30 avril ; on permet à l'enfant de marcher, et l'épanchement reparaît dès le lendemain, mais sans gêne articulaire et sans douleur. Il disparaît au bout de cinq jours, et le malade quitte l'hôpital, guéri.

OBSERVATION X (personnelle).

Fracture de la partie inférieure du péroné. Epanchement du genou très-abondant et très-douloureux, constaté huit jours après l'accident. Guérison.

M. X..., âgé de 24 ans, étudiant, entre le 29 novembre 1878 à l'hôpital de la Charité, salle Sainte-Vierge, lit 50 (service de M. le professeur Gosselin).

C'est un homme, de taille moyenne, vigoureux et bien portant. Pas d'antécédents morbides. Ni rhumatisme, ni scrofule, ni syphilis, ni blennorrhagie actuelle.

Le matin même, il avait le bord externe du pied gauche fixé à sa partie antérieure contre un obstacle, lorsqu'on lui communique un mouvement brusque de torsion du corps de droite à gauche ; aussitôt il tombe violemmen en arrière et ne peut se relever.

On le transporte immédiatement à l'hôpital, où l'on constate une fracture de la partie inférieure du péroné, et le membre est placé dans une gouttière métallique. L'examen de l'articulation du genou n'est point pratiquée.

Le 5 décembre, la gouttière est remplacée par un appareil plâtré, et deux jours après, soit huit jours après le traumatisme, le malade se plaint pour la première fois d'une vive douleur siégeant à la partie antérieure de l'articulation du genou. Il avoue, du reste, que cette douleur remontait déjà à trente-six heures ; mais elle n'avait fait que s'accroître, et, s'il ne l'avait pas déclarée plus tôt, c'était dans la crainte d'une exploration.

Les téguments du genou ont leur coloration normale, mais l'articulation est notablement augmentée de volume, et l'on y constate un épanchement abondant. La pression éveille une douleur vive que les mouvements rendent plus vives encore. Point de phlyctènes.

Au bout de deux ou trois jours, la douleur est calmée en partie, quoique l'épanchement n'ait encore subi aucune diminution ; et pendant longtemps cet épanchement reste stationnaire.

Le 4 janvier 1879, l'appareil plâtré est enlevé. La consolidation est effectuée. Trois petites eschares dues à la compression existent, l'une à la face interne, l'autre à la face externe de l'articulation du genou, la troisième à la partie antérieure du cou-de-pied. A ce moment l'épanchement est peu abondant, le malade marche au moyen de béquilles, et l'épanchement, loin d'augmenter, semble diminuer, au contraire, si bien que le 13 janvier il est à peine appréciable.

OBSERVATION XI (personnelle).

Fracture sous-périostée de l'extrémité inférieure du péroné. Appareil silicaté laissant le genou libre. Epanchement dans l'articulation du genou constaté le 8ᵉ jour de l'accident.

Wallon (Jules), âgé de 16 ans, imprimeur, entre le 6 janvier 1879 à l'hôpital de la Pitié, salle Saint-Gabriel, lit 10 (service de M. Polaillon).

Pas d'antécédents morbides.

Le 4 janvier, au moment où il grimpait derrière une voiture, son pied gauche s'est trouvé pris entre le ressort postérieur et l'un des rayons de la roue. De là une fracture sous-périostée que l'on constate à la visite du 6 janvier.

L'articulation du genou, examinée à cette date, ne présente rien d'anormal, ni trace de contusion, ni tuméfaction, ni épanchement, ni douleur.

Des compresses résolutives et des cataplasmes laudanisés sont successivement appliqués.

Le 9. On place un appareil silicaté qui remonte seulement jusqu'à la tubérosité antérieure du tibia et, fort de son appareil, le malade, dès le lendemain, se met à marcher dans la salle.

Le 12 (8e jour du traumatisme). L'articulation du genou est examinée de nouveau et on y constate un épanchement assez abondant qui augmente les jours suivants.

Ce malade est encore en cours de traitement.

OBSERVATION XII (personnelle).

Fracture de jambe au tiers moyen, simple d'abord, devenant compliquée le 24e jour de l'accident. Epanchement abondant du genou constaté 13 jours après le traumatisme.

Humbert (Jules), âgé de 47 ans, journalier, entre le 17 novembre 1878 à l'hôpital Necker, salle Saint-Pierre, lit n° 41 (service de M. le professeur Broca).

C'est un homme de taille élevée, robuste, vigoureux et bien constitué. Pas d'antécédents morbides.

Le jour même de son entrée, il était occupé à décharger des caisses d'un poids considérable, lorsqu'il tombe de la hauteur de 2 mètres environ, sur les pieds d'abord, puis sur le siége. Une de ces caisses aurait, paraît-il, heurté sa jambe droite.

Il est aussitôt transporté à l'hôpital.

Le lendemain, à la visite, on constate une fracture simple de jambe. Le tibia est fracturé à sa partie moyenne, le péroné un peu plus haut. Les deux fragments tibiaux chevauchent l'un sur l'autre, le supérieur est porté en bas et en dehors, l'inférieur en haut et en dedans, et ce dernier fait saillie sous la peau qu'il tend à perforer.

Le genou que nous examinons à ce moment ne présente rien de particulier au point de vue de la coloration, du volume ou de la sensibilité. Pas de trace d'épanchement.

La fracture est réduite et un appareil de Scultet est appliqué.

L'appareil est renouvelé le 1er décembre. A ce moment, nous constatons que les fragments ont repris leur direction première. Le fragment inférieur soulève la peau, et à son niveau existe une eschare superficielle.

Le genou attire de nouveau notre attention. La coloration est normale. Il n'est douloureux ni spontanément ni à la pression, mais il est un peu tuméfié, et il est le siége d'un épanchement très-marqué.

Nouvelle réduction de la fracture et nouvel appareil de Scultet.

Les jours suivants et à diverses reprises, les 8, 16, 22 et 26 décembre, nous examinons le malade et chaque fois nous constatons que l'épanchement du genou est plus abondant.

La fracture s'étant ouverte le 11, et tous les moyens employés pour repousser le fragment inférieur ayant échoué en partie, M. Broca se décide à recourir à la pointe de Malgaigne qu'il applique le 26 décembre.

La pointe est levée le 6 janvier 1879, et le résultat obtenu est des plus favorables.

Le fragment inférieur ne fait plus saillie et le membre est dans la rectitude. L'épanchement lui-même a un peu diminué.

Le 28 janvier, jour où nous avons vu le malade pour la dernière fois, l'épanchement est peu considérable. La fracture est en bonne voie de consolidation.

Bieulac.   2

OBSERVATION XIII (rédigée d'après des notes fournies par M. Soyez,
externe du service).

**Fracture de jambe au tiers inférieur. Epanchement du genou constaté
quinze jours après l'accident et ayant persisté pendant un mois.
Retard dans la consolidation. Guérison.**

Bouquenelle (Firmin), âgé de 29 ans, perruquier, entre le 2 juillet 1877 à l'hôpital Lariboisière, salle Saint-Ferdinand, lit n° 29 (service de M. Panas), pour une fracture de jambe.

Pas d'antécédents morbides dignes d'être notés, ni rhumatisme, ni scrofule, ni syphilis, ni blennorrhagie actuelle.

Le 2 juillet, étant en état d'ivresse, cet homme s'est laissé tomber d'un premier étage ; il est impossible de savoir le mécanisme de la fracture, mais ce que l'on peut constate d'une façon certaine c'est que le genou n'a pas porté. Il n'existe en effet, au niveau de l'articulation du genou, aucune trace de contusion même légère. Le genou est absolument indolore.

A l'examen du malade, on constate une fracture de la jambe droite ; le tibia est fracturé à l'union du tiers inférieur avec le tiers moyen, le péroné un peu plus haut.

Le fragment tibial supérieur est taillé en pointe et fait une saillie appréciable sous les téguments.

La réduction est immédiatement effectuée, et une gouttière plâtrée est appliquée sur-le-champ.

Dès le lendemain, 3 juillet, on constate au voisinage de la fracture des phlyctènes nombreuses que l'on perce et que l'on recouvre de ouate ; néanmoins, rapidement, les phlyctènes viennent à suppurer, un érythème assez considérable envahit la jambe, et la ouate est remplacé par un linge cératé.

Pendant plusieurs jours, rien d'anormal ne paraît se passer, soit du côté de la jambe, soit du côté du genou. Mais le 17 juillet, soit quinze jours après l'accident, alors que l'érythème a absolument disparu, le malade fait remarquer de lui-même que le genou du côté blessé est plus volumineux que l'autre, et, en effet, rien n'est plus facile que de constater à l'instant un épanchement de moyenne abondance. Le genou est absolument indolore, soit spontanément, soit à la pression,

L'épanchement persiste avec les mêmes caractères pendant quelque temps, puis disparaît peu à peu, et le 16 août, sans que rien ait été tenté contre lui, il n'en reste plus aucune trace.

Par suite d'un retard de cause inconnue dans la consolidation de la fracture, le malade ne peut quitter l'hôpital que le 6 décembre, cinq mois environ après l'accident.

A ce moment, le malade a recouvré les fonctions du membre. L'articulation a toute sa mobilité. L'articulation tibio-tarsienne seule a une certaine raideur.

OBSERVATION XIV (personnelle).

Fracture du calcanéum. Phlyctènes nombreuses et suppurées dans les jours suivants. Epanchement du genou constaté pour la première fois 20 jours après l'accident. Guérison.

Joly (Claude), 48 ans, maçon, entre le 1er décembre à l'hôpital Necker, salle Saint-Pierre, lit n° 49 (service de M. le professeur Broca).

Pas d'antécédents morbides.

Le même jour, il tombe de la hauteur d'un étage sur la plante des pieds et s'affaisse sans pouvoir se relever.

Transporté à l'hôpital, on constate une fracture du calcanéum. La région calcanéenne, très-tuméfiée et très-douloureuse, est envahie par une ecchymose noirâtre.

Le membre est placé dans une gouttière métallique et des cataplasmes sont appliqués sur la région malade.

Dans les jours suivants, apparaissent à ce niveau des phlyctènes nombreuses et volumineuses qui suppurent pendant une quinzaine de jours.

Après des examens répétés, c'est le 21 décembre que pour la première fois on constate dans le genou un épanchement articulaire très-appréciable, mais de peu d'abondance.

Nous le trouvons de nouveau dans la première quinzaine de janvier 1879. Le malade marche depuis quelques jours déjà, mais malgré le liquide, l'articulation du genou n'est point douloureuse et ses mouvements sont faciles.

Le 20 janvier, l'épanchement n'est plus appréciable.

OBSERVATION **XV** (personnelle).

Fracture de jambe au tiers inférieur. Epanchement dans l'articulation du genou, survenu après le 14e jour de l'accident.

Picot (Auguste), âgé de 60 ans, journalier, entre le 20 décembre 1878 à l'hôpital Necker, salle Saint-Pierre, lit n° 17 (service de M. le professeur Broca), pour une fracture de la jambe droite siégeant à l'union du tiers moyen avec le tiers inférieur.

Pas d'antécédents morbides.

La veille il descendait un escalier, la main gauche fixée à la rampe, lorsque le pied du même côté a glissé. Instinctivement, il a reporté le poids du corps en arrière et sur la jambe droite et, de ce mouvement, est résulté la fracture.

Le lendemain, à la visite, nous examinons l'articulation du genou qui est exempte de tout épanchement.

Un appareil de Scultet est appliqué et enlevé le 27 décembre. Nouvel examen de l'articulation du genou. Absence d'épanchement. Absence de phlyctènes sur l'étendue de la jambe.

L'appareil est remis en place et, pour la troisième fois, le 4 janvier 1879, nous trouvons l'articulation du genou intacte. C'est dans l'intervalle qui sépare le 4 du 15 janvier, jour où nous avons examiné pour la quatrième fois l'articulation du genou, que se développe un épanchement assez notable. L'épanchement donc s'est montré entre le 14e jour et le 27e jour du traumatisme.

Ce malade est actuellement en cours de traitement.

OBSERVATION XVI (personnelle).

Fracture de l'e trémité inférieure du péroné avec arrachement de la malléole interne. Épanchement dans l'articulation du genou. Guérison de la fracture. Persistance de l'épanchement.

Berger (François), âgé de 54 ans, baleinier, entre le 13 novembre 1878 à l'Hôtel-Dieu, salle Saint-Jean, lit n° 1 (service de M. le professeur Richet), pour une fracture de la jambe gauche.

C'est un homme robuste, vigoureux, bien constitué, sans antécents morbides, mais ayant des habitudes alcooliques.

Le 12 novembre au soir, au moment où il s'apprêtait à monter sur un trottoir, pointe du pied gauche se trouve prise dans l'embouchure d'un égout d'eau, et aussitôt il retombe de son haut sur le côté droit.

Le lendemain, il est transporté à l'Hôtel-Dieu, où l'on porte le diagnostic de fracture de l'extrémité inférieure du péroné avec arrachement de la malléole interne et menace de perforation de ce côté.

On applique un appareil de Scultet. L'appareil, plusieurs fois renouvelé, est levé définitivement le 25 décembre. C'est à ce moment seulement qu'il nous est donné d'examiner le malade et voici ce que nous constatons.

La fracture est consolidée, mais l'axe de la jambe tombe un peu en dedans de l'axe du pied. Au niveau de la malléole interne existe une petite ulcération linéaire, suite d'un abcès superficiel développé en ce point

Nous constatons un empâtement du membre très-marqué, surtout dans la région du cou-de-pied.

Notre attention se porte immédiatement du côté du genou qui est volumineux sans être douloureux. Nous constatons un épanchement considérable dans l'articulation et les mouvements de flexion sont notablement ; diminués ils ne peuvent s'exécuter qu'au prix d'une certaine douleur que le malade rapporte en arrière de l'articulation.

L'épanchement persiste tel quel dans les jours suivants et lorsque le malade quitte le service dans les premiers jours de janvier 1879, pour aller à Vincennes, l'épanchement est toujours considérable, et les mouvements du genou sont toujours gênés.

OBSERVATION XVII (personnelle).

Fracture de jambe au tiers inférieur. Epanchement du genou ayant persisté plus de deux mois après la consolidation de la fracture.

Howard (Clara), âgée de cinquante-huit ans, journalière, entre le 18 sept. 1878 à l'hôpital Necker, salle Sainte-Marie, lit 12 (service de M. le professeur Broca).

Cette malade, d'un fort embonpoint, était en traitement à l'hôpital, pour une parésie du membre inférieur droit, consécutive à une monoplégie complète de ce membre, avec perte absolue de la sensibilité, lorsque, dans une marche un peu rapide, elle s'est affaissée en arrière, le siége appuyant sur les talons.

Il en est résulté une fracture de la jambe gauche, au tiers inférieur, pour laquelle elle passe dans le service de M. le professeur Broca (18 sept. 1878).

Le membre est immédiatement placé dans une gouttière plâtrée.

Dès le lendemain apparaissent des phlytènes très-nombreuses remplies d'un liquide séro-sanguinolent.

Au bout de deux mois environ la consolidation est effectuée et la malade peut marcher de nouveau.

D'après les renseignements fournis, elle avait déjà à cette époque un épanchement dans l'articulation du genou.

Le 28 décembre, nous constatons ce qui suit : l'articulation du genou n'est douloureuse, ni spontanément, ni à la pression, mais on ne peut lui imprimer des mouvements de flexion sans douleur.

La coloration des téguments est normale.

L'épanchement articulaire est abondant.

Il augmente les jours suivants et reste stationnaire dans la première huitaine de janvier 1879.

A ce moment on le combat par la teinture d'iode d'abord, par des vésicatoires ensuite.

Sous l'influence de ce traitement, le liquide diminue sensiblement, et le 26 janvier il est de moyenne abondance.

OBSERVATION XVIII (Hennequin).

Fracture de la jambe à l'union du tiers moyen avec le tiers supérieur.
Epanchement dans le genou.

Dans le service de M. Verneuil, à la Pitié, nous avons examiné un homme qui, en tombant dans un escalier, s'était fracturé les deux os de la jambe à l'union du tiers moyen avec le tiers supérieur. Le genou ne portait aucune trace de violence, et le malade affirmait qu'il n'avait pas porté sur les marches de l'escalier ; d'après lui, c'est en faisant des efforts pour prévenir la chute que les os se brisèrent. Et cependant le genou renfermait une assez grande quantité de liquide décelé par le choc rotulien et la fluctuation.

OBSERVATION XIX (Hennequin).

Fracture du tibia seul à l'union du quart supérieur avec les trois quarts inférieurs. Epanchement dans le genou.

Nous venons d'examiner dans le service de M. Tillaux un homme de 50 ans, entré le 13 octobre 1876, qui, en tombant d'une hauteur de 3 mètres environ, s'était brisé presque tranversalement le tibia de la jambe gauche à l'union du quart supérieur avec les trois quarts inférieurs. Le genou ne portait aucune trace de contusion, et le malade affirme qu'il n'a pas touché le sol. Il croit que c'est la pioche qu'il tenait à la main qui frappa sa jambe et la brisa. Quel qu'ait été le mécanisme de la fracture, en tout cas, le genou renferme une assez grande quantité de liquide ; il est déformé et augmenté de volume ; le choc rotulien et la fluctuation sont des plus manifestes. Le membre, fixé dans une gouttière, repose sur un plan horizontal.

SECONDE PARTIE

§ I. — SYMPTOMATOLOGIE.

La lecture des observations consignées dans la première partie de ce travail suffit à elle seule pour établir d'une manière indiscutable la *possibilité* et l'*existence* des épanchements du genou dans les fractures de jambe. C'est donc là un point jugé, sur lequel nous n'insisterons pas davantage.

Mais les fractures de jambe comportent des variétés nombreuses. Elles peuvent être directes ou indirectes, ne comprendre que le tibia seul ou le péroné seul, ou intéresser à la fois le tibia et le péroné, siéger, à la partie inférieure à la partie moyenne, à la partie supérieure de la jambe, être simples ou compliquées, s'accompagner ou non de contusion des parties molles.

Et ce n'est pas là une vaine énumération ; nous avons, eu effet, à rechercher si les diverses variétés de fractures ci-dessus mentionnées n'influent pas d'une manière différente sur l'épanchement du genou, au point de vue de la rapidité d'apparition, de la marche, de la durée et de la terminaison.

La première question qui s'offre à nous au début de cette étude est celle de la *fréquence* de l'épanchement. Pour la résoudre, il eût été nécessaire que notre examen portât sur un très-grand nombre de fractures de jambe, mais forcément le nombre de ces examens a été trop restreint pour que nous puissions généraliser. Nous croyons cependant que, des malades que nous avons vus, des observations que nous avons recueillies, et de celles que nous avons puisées dans les auteurs, peut être dégagée la conclusion suivante : que l'épanchement du genou est fréquent, très-fréquent, à la suite des fractures de jambe, et, s'il a échappé jusqu'à présent à l'observation des chirurgiens, c'est en raison même de son indolence qui est un de ses caractères les plus constants. Chose étrange, tandis que les fractures légères s'accompagnent presque toujours d'un épanchement dans le genou, celles qui sont produites par un violent traumatisme, et, en particulier, les fractures compliquées de plaie, se dérobent le plus souvent à cette complication.

A la première lecture des observations, on est tenté tout d'abord, et peut-être légitimement, de créer *deux grandes variétés* d'hydarthrose à la suite des fractures de jambe. Dans certains cas, en effet, on voit l'épanchement se faire rapidement dans les premières heures, ou bien dans les premiers jours qui suivent le traumatisme. Dans d'autres cas, au contraire, l'hydarthrose paraît ne se montrer qu'une fois que la consolidation effectuée. C'est cette variété d'hydarthrose que les anciens auteurs avaient surtout constatée, que Teissier avait rapportée à l'immobilité; que Malgaigne rapportait à l'immobilité dans l'extension, et à laquelle M. Hennequin a donné dans ces derniers temps le nom d'hydarthrose fonctionnelle, la regardant, au contraire, comme déterminée par les mouvements consécutifs à l'immobilité prolongée. Sommes-nous autorisé à admettre une hydarthrose précoce ou primitive, et une hydarthrose tardive ou fonctionnelle, ou bien cette hydarthrose tardive n'est-elle que la réapparition d'une hydarthrose précoce méconnue ou masquée par un appareil? C'est une question que nous aurons à débattre, lorsque nous examinerons le rôle que l'on a voulu faire jouer à l'immobilité ou à la mobilité dans la production de ces épanchements.

A ne considérer que le moment de son *apparition*, l'épanchement se montre avec une rapidité variable. C'est ainsi que dans l'obs. I, l'épanchement est constaté 12 heures après l'accident, 15 heures dans l'obs. II, 2 jours dans les obs. III et IV, 4 jours dans les obs. V et VI, 5 jours dans les obs. VII et VIII, 6 jours dans l'obs. IX, 8 jours dans l'obs. X et XI, etc. Dans d'autres observations, l'épanchement est constaté plus tard, à des époques diverses; mais dans les premiers temps du traumatisme les malades n'avaient pas été examinés au point de vue de l'épanchement du genou, et nous avons tout lieu de croire que l'épanchement avait été plus rapide.

Depuis longtemps déjà, l'épanchement a été observé dans les fractures de la partie supérieure du tibia, et cet épanchement est noté par les auteurs comme étant excessivement rapide. D'un autre côté on a une grande tendance à admettre que la rapidité de l'apparition doit être d'autant plus grande que la fracture est plus rapprochée de l'articulation du genou. Très-prompt à se former à l'extrémité supérieure, il serait moins rapide dans les fractures de la partie moyenne, moins rapide encore dans les fractures de l'extrémité inférieure.

Et, en effet, Lafargue cite trois cas favorables, en partie du moins, à cette opinion. Dans le premier cas (fracture du tiers supérieur, obs. IV), l'épanchement se montre le second jour; dans les deux autres fractures du tiers moyen et du tiers inférieur (obs. V et VIII), l'épanchement se montre le quatrième et le cinquième jour.

Sans contester en rien la légitimité de ces observations, l'écart dans le moment de l'apparition est trop peu considérable entre les fractures de la partie supérieure et celles situées au-dessous, pour qu'elles soient de nature à entrainer la conviction.

Pour ce qui nous concerne, le nombre des faits que nous avons observés n'est pas assez considérable pour que nous puissions infirmer à un degré quelconque les propositions précédentes. En tout cas, rien ne s'y trouve qui puisse leur prêter un appui sérieux.

Dans six de nos observations personnelles, l'épanchement du genou est recherché dès le premier jour. Dans l'obs. I, il s'agit d'une fracture spiroïde du tibia, et le genou est déjà pris 12 heures après. Dans l'obs. VI, le péroné est fracturé à sa partie inférieure, et au bout de quatre jours et demi l'articulation est tuméfiée. Dans l'obs. VII, il s'agit d'une fracture des deux premiers métatarsiens, et l'épanchement est constaté dès le cinquième jour de l'accident. Dans l'obs. XI, fracture sous-périostée de l'extrémité inférieure du péroné, l'épanchement se montre le huitième jour. Dans l'obs. XIV, le calcanéum a été fracturé par écrasement, et c'est le vingtième jour seulement, après des examens nombreux, qu'on trouve la lésion articulaire. Enfin, dans l'obs. XV, où il s'agit d'une fracture de la jambe à la partie inférieure, l'épanchement plusieurs fois recherché n'est constaté que le vingt-sixième jour du traumatisme.

Si nous comparions ces observations entre elles, d'autre part, si nous les rapprochions de celles recueillies dans d'autres travaux antérieurs et consignées dans cette thèse (obs. II, III, IV, V, VIII et IX), il nous serait facile de montrer que des fractures éloignées ont déterminé un épanchement du genou tantôt aussi rapide et quelquefois même plus rapide que certaines fractures beaucoup plus voisines de l'articulation.

Nous sommes donc autorisé à dire que l'allégation que nous visons en ce moment est tout au moins prématurée,

et du reste ne voyons-nous pas dans la thèse de Lafargue
que c'est dans une fracture du tibia seul (obs. II), fracture
siégeant à la partie inférieure de l'os, que l'épanchement a
été le plus prompt à se montrer ? La question est donc encore réservée.

La chose peut être vraie pour les fractures du fémur, et
il se peut que l'épanchement soit d'autant plus rapide que
le fémur est fracturé plus près du genou. D'un autre côté,
nous ne faisons aucune difficulté de reconnaître, qu'une
fracture de jambe très-voisine du plateau du tibia pourra
s'accompagner d'un épanchement immédiat. Mais on
comprendra que ce n'est pas à des cas de cette sorte que
nous faisons allusion.

L'age influe-t-il d'une façon quelconque sur la rapidité
d'apparition de l'épanchement ?

M. Berger, traitant exclusivement de l'épanchement du
genou dans les fractures de cuisse, a observé que cette apparition est plus prompte chez l'enfant que chez l'adulte.

Pour notre part, nous n'avons pas d'éléments person-
nels d'appréciation qui nous permettent de trancher la
question. Cependant, et nous n'entendons parler ici que
des fractures de jambe, en comparant nos faits particuliers
aux faits consignés dans la thèse de Lafargue, nous ne
trouvons rien qui infirme les conclusions de M. Paul Berger, et nous pensons que l'âge plus que le siége de la fracture est une des conditions qui favorisent l'apparition rapide de l'épanchement.

Nous pouvions nous demander si les fractures des deux
os plus que les fractures d'un seul os, si les fractures de
cause indirecte plus que les fractures de cause directe, si
les fractures accompagnées de contusion plus que les
fractures non contuses, prédisposent à un épanchement
rapide.

Les observations que nous rapportons, ne nous donnent

à cet égard aucun renseignement précis, et à tout prendre, il s'en dégagerait plutôt cette conclusion, que la forme et le mécanisme de la fracture ont à cet égard peu d'influence. Cependant on a dit que dans les fractures indirectes, le mécanisme prédisposant beaucoup plus à l'entorse du genou et au froissement de la synoviale, l'épanchement devait être plus rapide. Pour notre part nous posons la question sans tenter de la résoudre ; la contusion des parties molles qui peut accompagner les fractures de jambe ne nous paraît pas non plus avoir quelque influence sur la formation rapide de l'épanchement.

Dès que l'épanchement est constitué, qu'il ait été plus ou moins précoce, il se présente à nous avec les mêmes caractères extérieurs que l'hydarthrose ordinaire du genou. Nous n'insisterons donc pas beaucoup sur les signes qui le caractérisent, tels que l'*augmentation de volume, la déformation, l'absence de rougeur des téguments, la gêne articulaire,* ni sur les moyens employés pour rechercher la *fluctuation* et le *choc rotulien.*

L'*abondance* de l'épanchement dans ses rapports avec l'intensité des lésions traumatiques, et la *douleur* que nous avons observée chez un de nos malades, méritent d'être étudiées avec le plus grand soin.

Si la fracture est très-voisine de l'articulation du genou, rien que de très-naturel à ce que, rapidement, l'articulation du genou devienne volumineuse, et que les culs-de-sac de la synoviale soient fortement distendus. Mais, lorsqu'au contraire, la fracture siége à la partie moyenne ou à la partie inférieure de la jambe, l'épanchement, considéré au seul point de vue de l'abondance, se montre-t-il à nous avec des caractères constants ? Est-il plus ou moins considérable, par exemple, dans une fracture spiroïde du tibia que dans un arrachement de la malléole externe ? Il semblerait (et cela surtout si l'on envisageait la question avec une idée préconçue, avec cette idée, entre toutes, que l'articulation du genou doit être plus violemment contuse ou froissée que le traumatisme a été plus violent) que les fractures spiroïdes du tibia, pour ne parler que d'elles, déterminent un épanchement plus abondant.

D'autre part, dans une des conclusions de sa thèse qui ne concerne il est vrai que les fractures de cuisse, M. Paul Berger affirme « que l'épanchement apparaît en plus grande abondance que les lésions traumatiques sont plus étendues et plus intenses. » Cette déduction ne peut s'appliquer sans conteste aux fractures de jambe. Nous n'avons aucune expérience personnelle des fractures chez les enfants, et nous n'y insistons pas autrement; mais pour ce qui est de l'adulte, non-seulement un épanchement abondant ne paraît pas coïncider avec un traumatisme plus intense, mais peut-être même, à tout considérer, nous pourrions avancer que l'épanchement est d'autant plus faible que le traumatisme est plus considérable, et formuler avec M. Broca la proposition suivante : *petit traumatisme, grand epanchement, grand traumatisme, petit épanchement*. Cette proposition, nos observations sont impuissantes à la rendre incontestable ; cependant c'est dans une fracture de l'extrémité inférieure du péroné (obs. X) que nous voyons l'épanchement le plus considérable. En outre, parmi les malades que nous avons observés dans le service de M. le professeur Broca, deux avaient subi un violent traumatisme, les deux avaient une fracture compliquée de jambe et l'articulation du genou était intacte, de sorte que, nous le disions déjà au début de cette étude les malades atteints d'une fracture compliquée ne présentaient point une hydarthrose du genou. Nous rapportons, il est vrai, l'observation d'un malade atteint de fracture compliquée et qui a présenté un épanchement moyen dans l'articulation du genou (obs. XII), mais l'objection perd ici toute sa valeur, car la fracture était primitivement fermée et ne s'est ouverte que le vingt-quatrième jour de l'accident.

Si donc la proposition ci-dessus énoncée n'est pas toujours absolument vraie, si elle peut se trouver en défaut en certains cas, il y a des fortes présomptions pour qu'elle soit fréquemment confirmée.

L'un des caractères les plus constants et les plus indéniables de l'épanchement du genou consécutif aux fractures de jambe, c'est l'*indolence* de l'articulation.

Cette indolence est la règle. Nos observations en font foi. Néanmoins, cette règle a ses exceptions, et dans une de nos observations (obs. X), celle de ce malade atteint d'une fracture de la partie inférieure du péroné, et qui, au huitième jour de l'accident, présenta une hydarthrose considérable, l'articulation était douloureuse. Cette douleur tenait-elle à l'abondance de l'épanchement, à la rapidité de son apparition, ou plutôt à ces deux causes réunies? Ou bien faut-il en chercher la raison dans la constitution même de l'individu, dans une prédisposition morbide particulière? Nous ne saurions le dire. Qu'il nous suffise de dire que la douleur est l'exception, et non-seulement la douleur spontanée, mais la douleur provoquée, et cela aussi bien chez l'adulte que chez l'enfant. En outre, à en croire des travaux récents, cette douleur serait encore plus exceptionnelle chez l'enfant que chez l'adulte.

On sait que l'une des manifestations cutanées les plus fréquentes dans les fractures de jambe, et Chassaignac en a bien démontré toute la valeur, ce sont les *phlyctenes*. Une idée qui nous avait tout d'abord séduit, pour l'avoir entendu formuler, était que, peut-être, il y avait une sorte de balancement entre l'abondance des phlyctènes et l'abondance de l'épanchement du genou, que l'épanchement devait être d'autant moins abondant que les phlyctènes étaient plus nombreuses et plus volumineuses. Ce n'est pas sans un certain regret, justifié d'ailleurs par des préoccupations théoriques, dont nous n'avons pu nous défendre à notre tour, que nous nous sommes vu contraint, de par les faits, d'abandonner cette idée et de reconnaître qu'entre l'épanchement du genou et les phlyctènes, il n'y avait aucune relation à établir.

L'épanchement peut *évoluer* de plusieurs façons. Peu abondant les premiers jours, il peut aller en augmentant les jours suivants, ou bien, abondant dès le premier moment, il peut rester stationnaire pendant quelque temps, pour diminuer ensuite.

Il serait assez difficile d'assigner à cet épanchement une *durée* fixe. Les observations nous montrent que la marche et la durée varient sous des influences diverses, principalement sous l'influence des causes qui peuvent retarder ou hâter la consolidation de la fracture, suivant qu'on aura employé tel ou tel appareil, que la contention aura été plus ou moins bien faite, que le membre aura été plus ou moins tôt abandonné à lui-même. Nous faisons allusion en ce moment à quelques-unes des observations recueillies dans le service de M. Lannelongue, dans lesquelles l'épanchement qui n'existe plus, alors que le membre est immobilisé dans un appareil, reparaît lorsqu'on met définitivement le membre en liberté.

Dans quelques cas, il a disparu lorsque la consolidation est effectuée; le plus souvent, nous l'avons vu persister alors que le malade peut reprendre l'usage de son membre.

Chez les enfants, il disparaîtrait sans laisser aucune trace; chez l'adulte, au contraire, il laisserait de la gêne et de la raideur dans l'articulation. Serait-ce que l'hydarthrose amenât à la longue des modifications de la synoviale, la production de fausses membranes, en un mot, les lésions d'une arthrite légère, ainsi qu'on l'a prétendu, ou bien, cette impotence du membre reconnaîtrait-elle seulement pour cause l'atrophie des membres péri-articulaires, signalée dans l'hydarthrose et dans d'autres arthropathies, et bien étudiée dans ces derniers temps par MM. Verneuil, Vulpian, Lefort et Valtat? Cette dernière opinion nous paraît la plus probable; mais nous n'avons pu observer nos malades assez longtemps, et nous devons nous tenir à ce propos dans une grande réserve.

On a attribué aux épanchements du genou dans les fractures de cuisse une valeur séméiologique importante. L'opinion de M. Paul Berger est que, étant donné un malade avec un épanchement du genou, si ce malade est soupçonné d'être atteint d'une fracture de fémur, cette fracture existe. La même opinion est-elle applicable aux fractures de jambe? Nous nous abstiendrons de formuler une allégation qui n'aurait d'autre fondement que l'analogie.

§ II. — PATHOGÉNIE.

Pour expliquer les épanchements articulaires dans les fractures, de nombreuses théories ont été mises en avant, les unes s'appuyant sur des notions cliniques, les autres sur des constatations anatomiques ou des résultats expérimentaux, d'autres enfin, s'appuyant sur des notions de mécanique ou sur des notions de physiologie pathologique.

Quelques-unes d'entre ces théories ont été vigoureusement défendues aussi bien que vigoureusement combattues, et l'opposition que beaucoup ont rencontrée, tient sans doute, à ce que leurs auteurs se sont empressés de généraliser, et d'appliquer à tous les cas des notions qui n'étaient applicables que dans quelques-uns.

Pour notre part, arrivé à cette partie de notre étude, nous nous proposons de passer en revue les diverses opinions émises, de les discuter, de rechercher, sans jamais

perdre de vue que nous nous occupons seulement des fractures de jambe, ce qui nous paraît les appuyer et ce qui
nous paraît leur être contraire. Enfin, nous concluerons et
nous dirons, à notre tour, notre manière d'envisager les
épanchements du genou dans les fractures de jambe.

A. — Pour MM. Berger et Gosselin, l'épanchement de
sang déterminé au foyer de la fracture descend peu à peu
le long des parties molles de la cuisse, et arrivé au
voisinage de la partie supérieure de la synoviale du genou,
peut se comporter de deux façons différentes : ou par son
contact, cet épanchement détermine une irritation sécrétoire, une congestion, voire même une inflammation
de la synoviale ; ou bien le sérum du sang transsude à travers la synoviale et remplit sa cavité.

Et de fait, ces auteurs ont constaté, peu de temps après
la formation de la fracture, une infiltration sanguine for-
mant une masse gélatiniforme contiguë au cul-de-sac supérieur de la synoviale ; ils ont vu l'articulation renfer-
mant une grande quantité de sérosité sanguinolente.

Ces faits ont été constatés, et ils sont indéniables, mais
on sait néanmoins à quelles vives contestations ils se sont
trouvés en butte à la Société de chirurgie, dans des discussions récentes : M. Verneuil niant la possibilité pour la
synoviale de se laisser traverser par le sérum du sang, et
s'appuyant, entre autres faits, sur un cas d'anévrysme
diffus de la cuisse avec intégrité absolue de l'articulation
du genou ; M. Tillaux niant avec M. Verneuil l'ecchymose
lombaire de Valentin, et affirmant que dans les hémato-
cèles du genou, il n'a jamais eu d'ecchymose sous-cutanée ;
M. Lannelongue rapportant, il est vrai, un cas où la transsudation lui paraissait un fait acquis, mais affirmant que
c'était là une rareté et cherchant ailleurs une explication
qui pût s'appliquer à l'immense majorité des cas.

Mais si l'irritation sécrétoire et la transsudation peuvent

être soutenues et défendues à propos des fractures de cuisse, il est loin d'en être de même pour les fractures de jambe.

Lorsqu'il s'agit d'une fracture de jambe très-voisine du plateau du tibia, l'irritation sécrétoire admise par Malgaigne en pareil cas a quelques chances d'être vraie et de pouvoir être défendue avec succès. Il en sera de même lorsqu'on se trouvera en face d'une fracture avec contusion violente et épanchement sous-cutané, et que cet épanchement sera très-voisin de l'articulation; et il est à peine utile de faire observer que nous n'entendons pas parler ici des fractures de jambe qui se seraient accompagnées d'une contusion de l'articulation.

Mais la transsudation dans les fractures sous-jacentes à l'articulation semble avoir contre elle les faits expérimentaux. Il résulte, en effet, d'expériences faites par M. Amodru, interne des hôpitaux, expériences encore inédites et dont l'auteur avec une extrême obligeance a bien voulu nous communiquer les résultats, que seul le cul-de-sac sous-tricipital de la synoviale serait susceptible de laisser transsuder les liquides.

Lorsqu'il s'agit des fractures de la partie moyenne de la jambe, des fractures de l'extrémité inférieure, de l'arrachement de la malléole externe, ou même des fractures du calcanéum et des métatarsiens, on aurait beau jeu, ce nous semble, contre quiconque voudrait défendre la transsudation ou l'irritiation sécrétoire par contact. Comment, en effet, admettre que le sang épanché remonte du foyer de la fracture au niveau ou plutôt au-dessus de l'articulation? Ne serait-il pas autrement naturel qu'il descende au contraire et aille irriter la synoviale tibio-tarsienne? En raisonnant par analogie, ne serait-ce pas plutôt elle qui devrait se remplir de liquide, qui devrait être exposée à tous les accidents de l'arthrite, à la gêne et à la raideur.

L'hydarthrose tibio-tarsienne (peut-être parce qu'elle est plus difficile à constater) a été rarement observée. Teissier cependant a constaté du liquide dans les articulations tibio-tarsienne et calcanéo-astragalienne à la suite des fractures de jambe. Quoi qu'il en soit, si l'on compare cette rareté de l'hydarthrose tibio-tarsienne dans les fractures de jambe à la fréquence des épanchements du genou en pareil cas, on voit tout de suite qu'une pareille explication ne saurait convenir.

B. — La théorie de la transsudation est, on le voit, une théorie bien récente, et beaucoup d'autres l'ont précédée.

La première en date est celle de l'immobilité des articulations. Elle est déjà contenue en substance dans les œuvres de J.-L. Petit (*Maladies dcs os*, tome I, page 357), et Teissier, dans un mémoire que nous avons déjà cité, développe et agrandit cette théorie.

Malgaigne se range également à la théorie de l'immobilité; mais l'immobilité telle que la comprenait Teissier, il la repousse absolument, et la remplace par l'immobilité dans l'extension.

Et cette théorie de l'immobilité est bien loin d'avoir été encore abandonnée. Bien des personnes à qui nous parlions du sujet de ce travail nous l'ont présentée immédiatement comme l'explication naturelle du fait que nous avancions.

Et, cependant, combien il nous parait difficile de soutenir une pareille théorie. La conclusion forcée, en effet, en serait, qu'un membre atteint de n'importe quelle affection, pourvu qu'il fût immobilisé, devrait être atteint d'épanchement dans toutes ses articulations. Et, d'autre part, comment se ferait-il que l'articulation du genou, qu'il s'agisse d'une fracture de cuisse ou d'une fracture de jambe, soit la seule victime de l'immobilité? que l'articulation coxo-fémorale, que l'articulation tibio-tarsienne surtout, immobilisée dans une fracture de jambe, soient presque constamment épargnées?

Et cette théorie de l'immobilité, en effet, a paru si peu soutenable à un grand nombre d'auteurs, qu'il s'en est trouvé, et qu'il s'en trouve encore, pour soutenir l'opinion diamétralement opposée, pour dire que c'est, non pas l'immobilité, mais la mobilité, les mouvements imprimés à une articulation longtemps contenue immobile, qui sont exclusivement coupables de l'épanchement.

Reyher (de Dorpat), pour étudier les lésions articulaires déterminées par l'immobilité prolongée, fait des expériences sur les animaux. Il condamne à un mois de repos leurs membres postérieurs contenus dans un appareil plâtré. Cela fait, il fait mouvoir les articulations, puis sacrifie l'animal, et trouve dans les articulations qu'il a violentées une sécrétion séro-sanguinolente.

Le fait même, nous serions mal venu à le nier, mais on nous permettra de faire observer : premièrement, qu'il s'agissait d'animaux, et secondement, que ces animaux n'avaient pas leurs membres fracturés.

M. Hennequin, dans son Traité des fractures de cuisse, fait remarquer que lorsqu'il a soumis le membre inférieur à l'immobilité dans la flexion et avec traction concomitante, qu'il l'a soumis, en un mot, à toutes les exigences de son appareil, c'est seulement dans les heures qui suivent la levée de l'appareil, ou le jour suivant, que l'articulation se remplit de liquide. Et, pour distinguer cette hydarthrose tardive de l'hydarthrose que l'on constate dès les premières heures ou dès les premiers jours de l'accident, M. Hennequin lui donne le nom d'hydarthrose fonctionnelle.

De ce qui précède, il résulte que nous nous trouvons en présence de deux théories qui se combattent l'une l'autre : la théorie de l'immobilité et la théorie de la mobilité qui joueraient l'une et l'autre un rôle absolument égal dans les épanchements consécutifs aux fractures.

Lorsqu'on s'en tient exclusivement aux faits cliniques, on voit combien la théorie de l'immobilité est peu facile à défendre. Que, pour une raison quelconque, on vienne à immobiliser longtemps l'articulation tibio-tarsienne, si le pied est à angle droit avec la jambe, dès l'instant où l'appareil aura été levé, l'articulation aura tous ses mouvements. Qu'à propos des fractures de l'extrémité inférieure du radius, on immobilise l'articulation radio-carpienne, si la main est relevée de manière à former un angle obtus avec la face dorsale de l'avant-bras, l'articulation au lever de l'appareil aura toute sa mobilité première. Or, comme rien à la vue ne trahira les modifications de ces articulations, qu'est-ce à dire, sinon qu'elles sont intactes ?

L'immobilité n'a donc pas sur les articulations toute l'influence fâcheuse qu'on lui accorde généralement. Et nous ne pouvons mieux faire que de rapporter ici l'opinion de M. le professeur Verneuil : « L'immobilité absolue des articulations saines n'amène pas de modification histologique dans les tissus articulaires. Elle ne produit pas d'altération anatomique. Elle ne fait que diminuer l'extensibilité et l'étendue de la séreuse articulaire. Le cul-de-sac synovial du genou remonte moins haut sur la face antérieure du fémur. Mais c'est là une simple modification des propriétés physiologiques des tissus, et ces troubles légers disparaissent bien vite avec le retour des mouvements. » (*Leçon clinique du mois de décembre* 1878.)

La théorie de la mobilité, ou plutôt la théorie des mouvements après une immobilité prolongée, ne nous paraît pas s'appuyer sur des arguments d'une plus grande valeur.

Nous avons, il est vrai, les expérimentations de Reyher (de Dorpat), les observations de la thèse de Lafargue, où nous voyons des épanchements se montrer après des mouvements ou après le lever de l'appareil, et les cas d'hydarthrose fonctionnelle de M. Hennequin.

Mais dans les observations de Lafargue, cet épanchement consécutif aux mouvements ou au lever de l'appareil n'était que la réapparition d'un épanchement qu'on avait manifestement constaté le premier jour, et quelquefois dans les premières heures de la fracture.

M. Hennequin dit à son tour que l'hydarthrose fonctionnelle qu'il a décrite n'est souvent que la réapparition d'un épanchement primitif qui avait disparu sous l'influence de l'immobilité et de la compression exercée par son appareil.

Mais l'hydarthrose fonctionnelle, isolée, indépendante de tout épanchement primitif, existe-t-elle réellement?

Nous ne la nierons pas absolument, puisque l'auteur en rapporte quatre observations qui paraissent concluantes. Nous avons observé néanmoins dans le service de M. le professeur Broca une malade atteinte d'une fracture très-oblique de jambe, couchée au lit 15 de la salle Sainte-Marie. Eh bien! cette malade, immobilisée cinq mois dans un appareil, n'a pas eu le moindre épanchement dès qu'on a imposé à son genou des mouvements forcés. Nous devons ajouter que, chez cette malade, l'épanchement primitif n'avait pas été recherché.

Quoi qu'il en soit de l'immobilité ou de la mobilité, elles ne peuvent rien contre nous, puisqu'elles n'ont été invoquées que pour expliquer des épanchements tardifs (que nous croyons, du reste, n'être que la réapparition provoquée d'épanchements précoces) et que nous ne visons, nous, qu'à des épanchements précoces. Que viendrait faire la mobilité ou l'immobilité, dans un épanchement débutant douze heures, quinze heures, ou même les premiers jours après l'accident? A quoi pourrait nous servir la

théorie de l'immobilité dans l'observation de cet adoles-
cent qui, ayant une fracture sous-périostée de l'extrémité
inférieure du péroné et traité par un appareil silicaté remon-
tant jusqu'à la tubérosité antérieure du tibia, a été atteint
d'un épanchement primitif du genou, quoique dès les premiers jours, grâce à son appareil, il se soit mis à marcher
dans la salle?

C. — Dans les discussions de la Société de chirurgie aux-
uelles nous avons fait allusion, le traumatisme indirect a
té invoqué pour expliquer les épanchements du genou.
M. Lannelongue, surtout a admis que cet épanchement
était souvent le résultat d'une entorse, et déjà, en 1861,
Coulon et Marjolin reconnaissaient à cet épanchement une
cause traumatique, contusion ou entorse.

Cette théorie du traumatisme indirect doit être examinée
avec d'autant plus d'attention, qu'elle se présente à nous
avec un aspect plus séduisant. Voilà un malade, il est
tombé, ou bien il a reçu un choc violent sur la jambe, et le
tibia et le péroné ont été brisés. Quoi de plus naturel que
d'admettre que, par le fait même de l'ébranlement, du
déplacement, des vibrations imprimés au fragment tibial
supérieur par la chute ou le traumatisme direct, le genou
soit atteint d'entorse, la synoviale soit froissée ou contuse ?

Nous ne nions pas absolument la possibilité de l'entorse,
et nous admettons que le même mécanisme qui engendre
une fracture de jambe peut engendrer également une entorse de genou. Mais ces conditions existent-elles aussi
fréquemment qu'on veut bien le dire, et de ce que dans
quelques cas l'entorse puisse être admise, s'ensuit-il
qu'elle soit le règle ? Nous ne le pensons pas, et nous
croyons trouver dans les caractères même de l'entorse de
quoi refuter une hypothèse qui semble seulement reposer
sur des conceptions d'ordre mécanique.

Une entorse est caractérisée par une douleur vive, instantanée, rapide et persistante, siégeant de préférence aux points d'attache des ligaments et sur leur trajet, par une fluxion également rapide de l'articulation, qui augmente de volume dans les jours suivants pour diminuer au bout de peu de temps. Sont-ce là les caractères que nous retrouvons dans les arthropathies du genou consécutives aux fractures de la jambe ?

La lecture de nos observations suffit à démontrer le contraire. Dans les six observations réunies par Lafargue, il n'existe qu'une fois de la douleur (obs. II) aux insertions du ligament latéral intense. Dans les onze observations qui nous sont personnelles, nous ne retrouvons également qu'un seul cas de douleur (obs. X), et cette douleur, le malade la localisait à la partie antérieure du genou.

De ces deux faits, le premier seul semblerait apporter un secours à la théorie de l'entorse. L'épanchement en effet a été rapide, puisqu'il a été constaté quinze heures après l'accident, que la fracture était de cause indirecte, et que la douleur siégeant aux attaches du ligament latéral interne a été constatée en même temps que l'épanchement. Dans ce cas particulier, nous ne faisons aucune difficulté pour admettre l'entorse et, en effet, nous avons déjà admis que l'entorse pouvait exister dans quelques cas.

Mais que penser du malade qui fait le sujet de l'observation X ? Là, il s'agit d'une simple fracture de l'extrémité inférieure du péroné produite par le mécanisme ordinaire, mécanisme qui à la rigueur peut être considéré comme prédisposant à l'entorse, mais quelle variété d'entorse, que celle qui se manifesterait au huitième jour par une douleur siégeant à la partie antérieure de l'articulation du genou et par un épanchement abondant ! Evidemment, la douleur, dans cette observation, ne peut être attribuée à une entorse, et nous serions assez disposé à nous rallier à l'opinion de ceux qui veulent qu'un épanchement rapidement abondant puisse déterminer de la douleur.

Si nous quittons ces deux observations pour entrer dans l'examen de celles qui leur font suite, nous sommes amené à constater une fois de plus que l'indolence est un des caractères les plus constants des épanchements du genou consécutifs aux fractures de jambe.

Les conclusions qui s'en dégagent en substance sont les suivantes : que l'épanchement du genou se montre quelquefois dans les premières heures, mais le plus souvent dans les premiers jours de l'accident, que l'épanchement d'abord léger va en augmentant progressivement, qu'aucune douleur n'existe au genou, ni immédiatement après le traumatisme, ni plus tard, que jamais les téguments ne sont modifiés dans leurs caractères extérieurs, que jamais il n'existe d'ecchymose, hormis le cas de contusion directe. Il y aurait de la mauvaise grâce à prétendre que ce puissent être là les caractères d'une entorse, et pour n'envisager que la douleur, nous pourrions dire avec M. Tillaux qu'il nous paraît difficile d'admettre qu'une entorse suffisante pour amener un épanchement soit insuffisante pour déterminer de la douleur.

Et si nous voulions combattre une théorie mécanique par une autre théorie mécanique, nous nous demanderions pourquoi le genou, qui considéré à un point de vue général est si rarement le siége de l'entorse, se trouve presque toujours atteint dans les fractures de jambe, tandis que l'articulation tibio-tarsienne, la patrie de l'entorse, n'est presque jamais lésée dans le même cas.

En outre, le mécanisme qui produit chez les uns une fracture de l'extrémité inférieure du péroné n'est-il pas, à peu de chose près, le même que celui qui produit chez les autres une entorse tibio-tarsienne? Si cela est, l'entorse tibio-tarsienne s'accompagnera presque toujours d'une entorse du genou, et partant, d'un épanchement dans cette dernière articulation. Et cependant les malades atteints d'entorse tibio-tarsienne, que nous avons examinés à ce point de vue, n'ont jamais présenté rien de pareil.

Il résulte de tout ce que nous venons de dire que l'entorse du genou s'appliquant à un nombre de faits excessivement restreint, la vérité doit être cherchée ailleurs.

D.—Quelques années après que Coulon, élève de Marjolin, eut défendu dans son Traité des fractures chez les enfants le traumatisme direct ou indirect, Alison, élève du même maître, admit, pour expliquer les épanchements articulaires dans les fractures, des troubles circulatoires engendrés par la solution de continuité de l'os siége de la fracture. Il dit, faisant allusion seulement aux fractures de cuisse, qu'à la suite des ruptures des veines du périoste et de l'os lui-même, il existe un obstacle apporté à la circulation en retour de la synoviale. Pour lui donc, l'épanchement du genou ne serait qu'une hydarthrose engendrée par des troubles circulatoires.

Cette théorie qui paraissait reposer sur des considérations anatomiques certaines, la critique et les faits expérimentaux de M. Paul Berger en ont fait depuis longtemps justice. Elle pouvait être soutenue pour les épanchements consécutifs aux fractures de cuisse, mais pour les épanchements dans les fractures de jambe, elle est contraire aux données anatomiques elles-mêmes.

Cependant, avant d'abandonner complétement cet ordre d'idées, nous pouvions nous demander si les troubles circulatoires profonds et subits, qu'amène dans un os le fait d'une fracture, ne pouvaient pas déterminer dans cet os des troubles de nutrition, qui se traduiraient par la formation d'un épanchement dans les articulations contiguës.

Cette idée nous avait tout d'abord paru mériter la plus grande attention ; mais depuis que nous avons vu les fractures de l'extrémité inférieure du péroné, les fractures du calcanéum et des métatarsiens s'accompagner d'épanchement dans le genou, nous nous sommes vu contraint de chercher ailleurs l'explication des faits que nous observions.

Chassaignac a attiré le premier l'attention sur les phlyctènes dans les fractures de jambe, et nous avons déjà dit qu'il n'y avait aucun balancement à établir entre ces phlyctènes et l'épanchement du genou. Ces phlyctènes sont considérées assez généralement comme l'effet de troubles nutritifs résultant de dégâts nombreux siégeant au foyer de la fracture. Eh bien ! l'épanchement du genou ne pourrait-il pas reconnaître la même cause ? Ne pourrait-on pas dire que ces épanchements, au même titre que les phlyctènes et l'atrophie des muscles, sont dus également à des troubles nutritifs? Ne pourrait-on pas admettre avec M. le professeur Broca que ces épanchements ne seraient autre chose qu'une phlyctène articulaire ?

Après nous être attaché à démontrer le peu de fondement des opinions émises jusqu'à ce jour, c'est celle à laquelle nous nous rattachons. Elle seule nous paraît être compatible avec la diversité des traumatismes qui engendrent l'épanchement du genou : fractures de jambe, fractures de l'extrémité inférieure du péroné, fractures du calcanéum, fractures des métatarsiens, avec le moment d'apparition de l'épanchement et la manière dont il se comporte. Il nous échappe néanmoins pourquoi l'articulation du genou est atteinte de préférence à l'articulation tibio-tarsienne. Mais savons-nous davantage pourquoi les phlyctènes sont le monopole presque exclusif des fractures de jambe ?

En terminant, nous ne pouvons pas ne pas porter notre attention sur ce chapitre de pathologie générale, si longuement étudié par M. le professeur Verneuil, et ne pas nous demander si, dans quelques cas, mais dans quelques cas seulement, chez un scrofuleux, chez un rhumatisant simple ou atteint de blennorrhagie, ou même chez un syphilitique, les fractures de jambe engendrant un épanchement du genou, n'ont pas déterminé autre chose qu'un rappel de diathèse.

RÉSUMÉ ET CONCLUSIONS.

I. Les fractures de jambe s'accompagnent fréquemment sinon toujours d'un épanchement dans l'articulation du genou.

II. Les fractures simples paraissent y prédisposer plus que les fractures compliquées.

III. Cet épanchement s'observe à tous les âges, chez les enfants comme chez les adultes ; chez les enfants, il disparaît rapidement sans laisser de trace ; chez les adultes, il persiste souvent et expose par cela même à l'atrophie des muscles péri-articulaires.

IV. On ne saurait établir de relation, entre l'abondance de l'épanchement et l'intensité des lésions traumatiques, entre la rapidité de son apparition et le siége de la fracture.

V. Cet épanchement paraît être un phénomène de même ordre que les phlyctènes qu'on observe également dans les fractures de jambe. Dans l'immense majorité des cas, il reconnaît pour cause un trouble de nutrition.

VI. Une fois développé et dès que l'état de la fracture le permet, cet épanchement doit être combattu en raison des troubles onctionnels qu'il peut laisser après lui.

INDEX BIBLIOGRAPHIQUE

Des épanchements articulaires dans les fractures.

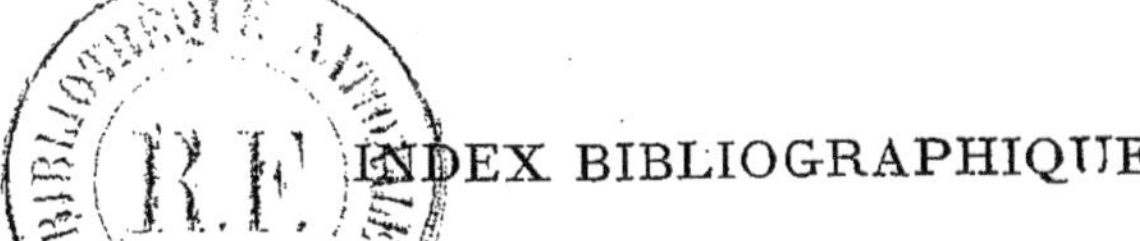

J.-L. PETIT. — Maladies des os, t. 1, p. 357.

JULES GUÉRIN. — Mémoire sur l'intervention de la pression atmosphérique dans le mécanisme des exhalations séreuses, lu à l'Académie des sciences le 30 janvier 1840.

TEISSIER (de Lyon). — Mémoire sur les effets de l'immobilité absolue des articulations, etc., in Gazette médicale de Paris, 1841, p. 609 à 625.

MALGAIGNE. — Traité des fractures et des luxations, 1847, tome I, p. 730.

COULON. — Traité clinique et pratique des fractures chez les enfants, 1861, p. 224.

BOSIA. — De la prophylaxie des raideurs articulaires dans le traitement des fractures. Thèse de Paris, 1861, n° 212.

DELTHIL. — Du traitement des fractures de la cuisse et des accidents consécutifs. Thèse de Paris, 1869, n° 74.

ROUGE (de Lausanne). — Communication à la Société vaudoise de médecine (séance du 8 décembre 1870).

ALISON. — De l'hydarthrose du genou dans les fractures de la cuisse chez les enfants. Thèse de Paris, 1871, n° 34.

GOSSELIN. — Clinique chirurgicale de l'hôpital de la Charité, 1873, t. I, p. 323 et suiv.

BERGER. — De l'arthrite du genou et de l'épanchement articulaire consécutifs aux fractures du fémur. Thèse de Paris, 1873, n° 49.

REYHER (de Dorpat). — Deutsche Zeitschrift für chirurgie, n°s 3 et 4, p. 189-255, 10 novembre 1873.

TERRIER. — Manuel de pathologie chirurgicale, par Jamain et Terrier, 1877, p. 653 et 654.

HENNEQUIN. — Des fractures du fémur et de leur traitement par l'extension continue, 1877, p. 78 et suivantes.

HEYDENREICH. — Des fractures de l'extrémité supérieure du tibia. Thèse de Paris, 1877, n° 43, p. 23.

BULLETINS et Mémoires de la Société de chirurgie (séances du 2 et 8 janvier, 15 mai 1878).

LAFARGUE. — Des arthropathies du genou consécutives aux fractures de jambe et de cuisse. Thèse de Paris, 1878, n° 279.